PUBLICATIONS DU JOURNAL DES SCIENCES MÉDICALES DE LILLE.

PHYSIOLOGIE EXPÉRIMENTALE.

RECHERCHES EXPÉRIMENTALES

Sur la valeur thérapeutique

DES

INJECTIONS INTRA-VEINEUSES DE LAIT,

PAR MM.

J. BÉCHAMP   ET   E. BALTUS,

Professeur de Chimie analytique et Toxicologie   Professeur de Physiologie

à la Faculté libre de Médecine de Lille.

PARIS,

LIBRAIRIE J.-B. BAILLIERE ET FILS,

19, RUE HAUTEFEUILLE, 19

(près le boulevard Saint-Germain).

1879.

RECHERCHES EXPÉRIMENTALES

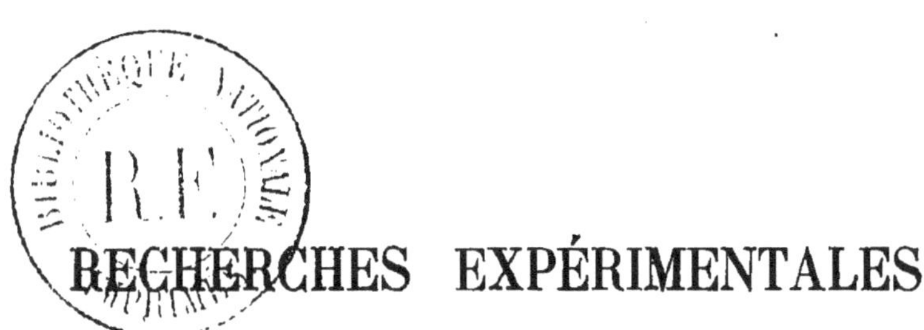

SUR LA VALEUR THÉRAPEUTIQUE

DES INJECTIONS INTRA-VEINEUSES DE LAIT.

PUBLICATIONS DU JOURNAL DES SCIENCES MÉDICALES DE LILLE.

PHYSIOLOGIE EXPÉRIMENTALE.

RECHERCHES EXPÉRIMENTALES

Sur la valeur thérapeutique

DES

INJECTIONS INTRA-VEINEUSES DE LAIT,

PAR MM.

J. BECHAMP   ET   **E. BALTUS,**

Professeur de Chimie analytique et Toxicologie   Professeur de Physiologie

à la Faculté libre de Médecine de Lille.

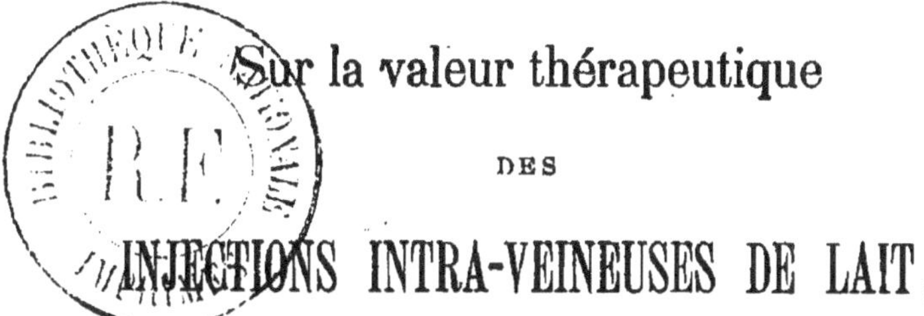

PARIS,

LIBRAIRIE J.-B. BAILLIERE ET FILS,

19, RUE HAUTEFEUILLE, 19

(près le boulevard Saint-Germain).

1879.

RECHERCHES EXPÉRIMENTALES

SUR LA VALEUR THÉRAPEUTIQUE

DES INJECTIONS INTRA-VEINEUSES DE LAIT.

En 1850, le docteur Hodder (de Toronto, Canada) injecta trois fois du lait dans les veines de malades atteints de choléra asiatique et moribonds ; il eut deux guérisons ; une fois il avait injecté quatorze onces (396 grammes) à la première expérience et avait obtenu sur le champ une grande amélioration [1].

En 1877, le docteur How (de New-York), injecta 200 grammes de lait de chèvre dans la veine céphalique d'un tuberculeux qui semblait mourir d'inanition, ne pouvant rien garder ni par l'estomac, ni par le rectum ; — à peine 60 grammes eurent-ils pénétré dans la circulation que le malade se plaignit de vertiges et de mal de tête avec nystagmus et abolition de la vision ; les mêmes phéno-

---

[1] *Revue médicale de Hayem*, t. 12, p. 688. La Revue donne 450 gr. comme équivalant à 14 onces ; nous avons ramené ce chiffre à 396 gr., l'once anglaise et américaine valant 28 gr. 35.

mènes se reproduisirent après l'introduction de la même quantité ; cependant, après l'opération, le pouls était plus fort, le malade se sentait mieux. Il mourut cependant quatre jours après.

De son côté, le docteur Gaillard Thomas (de New-York), résolut d'employer cette méthode chez une femme ovariotomisée et réduite au dernier degré de faiblesse par une série d'hémorrhagies consécutives. Le quatrième jour après l'enlèvement de la tumeur, on pratiqua la transfusion de quatre onces et demie (**127 gr. 5**) de lait chaud et fraîchement extrait du pis de la vache. L'injection fut faite dans la veine basilique au moyen du transfuseur de Collin. Dès que la troisième once eut pénétré, le pouls devint petit et rapide ; on injecta cependant le reste. La malade dit qu'il lui semblait que sa tête allait éclater. Puis elle se trouva mieux ; la nuit fut bonne Le lendemain elle éprouvait un mieux définitif. Son état alla dès lors en s'améliorant et six jours après l'opération elle put se lever. La guérison se maintint (¹).

Ces faits cliniques engagèrent M. Brown-Séquard à reprendre les études déjà anciennes qu'il avait entreprises pour rechercher le degré d'innocuité des injections de lait dans les vaisseaux d'un animal vivant. Déjà en **1856**, M. Brown-Séquard avait démontré qu'on peut faire revenir à la vie des chiens épuisés par une abondante hémorrhagie en leur injectant du sang défibriné d'animaux d'espèces très-éloignées : du sang de pigeon, de poulet, de grenouille, de tortue. Ce savant en conclut que la constitution morphologique des éléments figurés du sang joue un rôle bien secondaire dans les phénomènes de transfusion. « Aussi, dans beaucoup de cas,

---

(1) Observation relatée en entier dans la *Revue méd. de Hayem*, t. 8, p. 760. — Gaillard Thomas, *American Journal*, janvier 1876, p. 61.

dit-il, le lait peut remplacer le sang et donner des résultats aussi satisfaisants. » (1).

Comme preuve à l'appui, M. Brown-Séquard présentait, l'année dernière, à la société de biologie, un chien chez lequel il avait remplacé deux mois auparavant 95 grammes de sang par 92 grammes de lait. Le liquide avait été injecté froid et avec une très-grande lenteur ; l'animal n'avait présenté aucun trouble fonctionnel.

Dans une séance ultérieure, M. Laborde se déclare peu satisfait de cette expérience ; 95 grammes de sang ne représentant pas une quantité telle qu'un chien ne puisse surmonter, même aisément, une semblable soustraction. D'ailleurs les résultats obtenus en décembre dernier et en Angleterre, par M. Wurtsberg, sont complètement négatifs ; tous les animaux en expérience ont succombé.

M. Laborde considère la question comme très-complexe. Quels sont les effets immédiats et éloignés de l'injection du lait ? A quelle dose peut-il être administré sans inconvénients ? Dans quelle condition l'injection est-elle possible ? Que deviennent les éléments du lait introduits de la sorte dans la circulation ? Autant de problèmes à résoudre. De leur solution dépend la thérapeutique de l'injection lactée.

Or, voici les conclusions adoptées par M. Laborde et demeurées jusqu'à présent sans réponse :

a. On peut tenir comme démontré le théorème suivant : « On ne peut introduire dans le sang que de très-faibles quantités de lait à la

---

(1) Société de Biologie, séance du 12 octobre 1878. Analysé in *Gaz. médic.*, 1878, p. 585.

fois, sous peine d'accidents mortels presqu'immédiats. » Toutes les fois qu'on a depassé la dose de 80 à 90 et 100cc, l'animal (un chien de moyenne taille) périssait le plus souvent dans les 12 ou les 24 h., plus rarement du quatrième au cinquième jour. En réduisant la quantité, et en n'injectant pas au-delà de 25 à 30 grammes *à la fois*, sauf à recommencer plusieurs fois l'injection, on ne voit pas survenir d'emblée des *accidents immédiats*.

b. Lorsque les gros globules laiteux commencent à apparaître dans le sang, à la suite *d'une injection abondante de* 80 *à* 100cc, on voit, en général, se produire les phénomènes suivants : respiration difficile, anxieuse, dyspnéique, agitation et enfin accidents de nature asphyxique. Il est des cas dans lesquels ces phénomènes n'accompagnent pas immédiatement l'injection, mais se produisent consécutivement plusieurs heures après ; l'animal se couche paraissant plus ou moins fatigué et on le *trouve mort le lendemain*.

c. Lorsqu'on examine le sang de la circulation générale au bout d'une heure environ, on s'aperçoit que les globules commencent à disparaître. On en trouve encore le lendemain, mais en petit nombre ; ils se sent condensés dans des organes importants. En effet, les animaux qui succombent présentent *constamment* des altérations des poumons, de la muqueuse gastro-intestinale, ainsi que des centres nerveux. La surface du poumon est semée d'ecchymoses visibles à l'œil nu. A la coupe, on aperçoit, au microscope, une certaine quantité de globules de lait de toutes dimensions. Il y a là une véritable leucocythose dont les éléments bourrés de globules laiteux ont déterminé d'innombrables embolies. L'estomac et l'intestin présentent des hémorrhagies en nappe, produites par la déchirure des vaisseaux capillaires. Les capillaires des centres nerveux présentent des globules de graisse en plus ou moins grande quantité.

La question, d'après M. Laborde, est donc loin d'être résolue. Jusqu'à nouvel ordre, l'abstention semble impérieusement commandée.

Reste la question d'injections laiteuses dans les cas pathologiques, notamment dans les cas d'hémorrhagie provoquée. M. Laborde n'a sur ce point que deux expériences :

1° Un chien très-vigoureux, auquel on a soustrait rapidement par une saignée artérielle 700 grammes de sang et qui, à la fin de la saignée, était dans un état syncopal qui menaçait de devenir mortel, n'a été que très-momentanément ranimé par une injection *intra-artérielle* de 80cc environ de lait de vache, et à la condition de faire intervenir rapidement la respiration artificielle active et continue. L'animal nonobstant n'a pas tardé à succomber 20 ou 25 minutes après l'expérience, avec des phénomènes respiratoires de nature asphyxique.

2° Un autre chien auquel on a soustrait également par saignée artérielle 300 grammes et chez lequel a été faite, immédiatement après, en deux temps, une injection intra-veineuse de 70cc de lait de vache de provenance connue et chauffé à 40°, a survécu sans présenter d'accidents appréciables.

En présence de ces résultats contradictoires, M. Laborde attend pour conclure que d'autres expériences aient été faites (1).

Ces expériences sont nécessaires, en effet, pour décider de la valeur thérapeutique des injections lactées ; la transfusion, d'une manière générale, n'étant pratiquée que pour obvier à des hémorrhagies considérables nécessitant une intervention immédiate.

---

(1) Société de Biologie, séance du 1er février 1879. Analysé dans *Gaz méd.*, 1879, p. 100, n° 8.

★

C'est pour tâcher d'élucider ce point demeuré obscur que nous publions une série d'expériences qui font d'ailleurs partie intégrante du travail que nous avons entrepris depuis plusieurs années pour connaître les modifications que subissent, de la part de l'organisme animal, les diverses substances albuminoïdes injectées dans les vaisseaux (1).

Nous avons refait les expériences de M. Brown-Séquard et Laborde et nous en avons institué de nouvelles.

Dans une première série, nous rangerons les injections de lait pratiquées sur des chiens de races diverses, sans soustraction préalable de sang. Il s'agit de savoir si, dans ces conditions, l'introduction d'une masse de lait, incapable de porter hors des limites normales la tension intra-vasculaire, est accompagnée ou non de troubles fonctionnels, et suivie ou non de l'élimination de la substance injectée, notamment de l'apparition d'albumine dans les urines.

Dans une deuxième série, nous injectons dans les vaisseaux de la caséine chimiquement pure, à l'état de combinaison sodique ; les médecins anglais et américains redoutant surtout cette matière et se préoccupant peu des globules.

Dans une troisième série, nous nous proposons de déterminer la quantité de sang qu'il convient d'enlever à un chien pour l'amener aux conditions pathologiques dans lesquelles la transfusion est nettement indiquée.

Enfin, dans une dernière série, nous opérons sur des chiens, après soustraction préalable d'une quantité de sang équivalant aux deux tiers ou *même davantage,* de la masse totale du sang. Il

---

(1) J. Béchamp et E. Baltus. *Comptes-Rendus de l'Académie des Sciences,* t. LXXXVI, p. 1448.

aurait été bon assurément, pour se rapprocher autant que possible des conditions cliniques, de pousser l'hémorrhagie jusqu'à la syncope avant de faire intervenir la transfusion lactée ; malheureusement il y a là un desideratum extrêmemant difficile à remplir. En général, la syncope, c'est-à-dire l'arrêt du cœur et des mouvements respiratoires, n'est séparée chez le chien que par un court intervalle de la mort elle-même. Cependant, dans quelques cas, nous avons pu intervenir à temps.

Dans toutes ces expériences, les chiens étaient à jeun ; le sang pris à l'artère fémorale en 10 ou 12 minutes, au moyen de la seringue à extraction des gaz du sang ; le lait injecté dans un temps égal par la *veine fémorale* correspondante. Le lait qui nous a servi a toujours été trait devant nous, maintenu à une température moyenne de 37°, et employé sans précautions d'aucune sorte (telles que filtration, addition d'acide phénique), une demi-heure après sa sortie du pis de la vache, le seul animal auquel nous l'ayons emprunté.

Pour apprécier la quantité de sang totale contenue dans les vaisseaux du chien, nous nous sommes basés sur les expériences multipliées de Colin, qui permettent d'évaluer cette quantité à 1/17e du poids du corps [1].

---

[1] Colin. *Traité de physiologie comparée des animaux*, 1873, p. 522.

PREMIÈRE SÉRIE.

*Injections de lait sans soustraction préalable de sang.
— Recherche de l'albumine dans les urines.*

1ʳᵉ *Expérience.* — **10 février 1879.**

Chien mouton, jeune, pesant 9 kilogrammes.

A 10 h. 30 min., injection par la fémorale de 25ᶜᶜ de lait à 35°. L'injection dure 10 minutes. Rien à noter ni pendant ni aussitôt après l'opération.

A 1 h. et demie, vomissements glaireux ;

A 2 h. et demie, et à trois reprises, vomissements de même nature ;

A 3 h. et 3 h. et demie, vomissements de sang mélangés à des glaires. Léger abattement dans l'après-midi.

Le 11. Dans la matinée l'animal est moins abattu, mais refuse tout aliment. Dans l'après-midi il se remet, mange et boit à 5 h. A 6 h. l'animal urine et est mis en liberté. La quantité d'urine est très-faible.

ANALYSE DES URINES : Les urines sont alcalines. On précipite par l'alcool. Le précipité obtenu est soluble dans l'eau, et donne les caractères de la néfrozymase. Il n'y a donc pas eu élimination de caséine.

2ᵉ *Expérience.* — **13 février 1879.**

Chien de berger, poids : 18 kilog., adulte.

A 4 h. du soir, injection par la veine fémorale de 90ᶜᶜ de lait à 35°. L'injection, poussée très-lentement, dure 20 minutes. Pas d'accidents à noter pendant ni après l'opération.

6 heures du soir. Vomissements abondants d'aliments avalés la veille.

Pendant la nuit le chien vomit un peu.

Le 14. L'animal boit dans la matinée et urine à midi. Aucun trouble fonctionnel.

ANALYSE DES URINES : Urines alcalines. Précipitées par l'alcool, elles fournissent un dépôt peu abondant soluble dans l'eau. Donc pas de caséine. Le précipité est de la néfrozymase.

3e *Expérience.* — 14 février.

Chien mouton, 9 kilog. 300 gr. Très-vigoureux.

A 4 h. du soir. on injecte par la veine fémorale 80cc de lait à la température de 35°. L'injection dure une demi-heure. Aucun incident à noter.

A 6 h. : Abattement, vomissemements alimentaires L'animal, mis en liberté, circule quelques minutes dans le laboratoire.

6 h. et demie : boit et vomit.

Le 15, à 11 h. du matin, le chien boit et mange de bon appétit.

Les urines du 16 au matin (première émission depuis l'opération), sont franchement alcalines et ne donnent rien par l'acide nitrique.

Les urines de la nuit du 16 au 17, sont légèrement acides et ne donnent rien par l'acide nitrique. Il n'y a donc pas eu de caséine éliminée.

4° *Expérience.* — 1er mars 1879.

Chienne épagneule. Poids : 19 kilogs.

A 10 h. du matin, injection par la veine fémorale de 200cc de lait à la température de 35° pour les premières portions, de 30°

pour les dernières. L'injection est faite en une fois, mais, comme précédemment, dans l'espace de **35** minutes. Aucun incident à noter.

A **11** heures, l'animal vomit la viande mangée la veille.

11 h. **20.** Diarrhée abondante.

Le **2.** Léger abattement dans le courant de la journée; l'animal refuse toute nourriture. Le soir, vomissements et diarrhée.

Le **3.** L'animal est très-abattu. Il urine dans le courant de l'après-midi. Les urines sont acides, ne précipitent ni par la chaleur, ni par l'acide nitrique ; elles ne réduisent pas le réactif cupropotassique.

Le **4.** Abattement extrême. Le chien meurt vers midi.

Autopsie.— Poumons emphysémateux. un seul îlot, de la grandeur d'une pièce de **2** francs, présente de la congestion, mais pas d'hémorrhagie. L'estomac ne présente aucune lésion. L'intestin est congestionné dans toute son étendue; sa portion grêle présente un grand nombre de noyaux hémorrhagiques, saillants sous la muqueuse remplie de sang.

Le foie est extrêmement congestionné, très-friable.

Vive congestion rénale.

Méninges congestionnés médiocrement, centres nerveux intacts.

Vessie vide.

Cœur rempli d'un sang noirâtre, visqueux.

L'analyse microscopique du sang dénote une proportion un peu plus forte des globules blancs, mais pas de globules du lait ni de granulations brillantes.

DEUXIÈME SÉRIE.

Injections de caséine.

La caséine, absolument pure, est insoluble dans l'eau ; mais elle se dissout facilement, dans l'acide acétique ou une solution de carbonate de soude. La quantité de ce dernier corps, nécessaire pour la dissolution de la caséine, est très-faible ; en effet, 10 gr. de caséine se dissolvent intégralement dans 100cc d'eau additionnés de 0 gr. 14 de carbonate de soude sec. Telle est la solution que nous avons employée dans nos expériences.

1re *Expérience.* — 13 mars **1879**.

Chien de chasse. Poids : **11** kilog. **500**.

A **10** heures du matin, injection de **85**cc d'une solution contenant **5** gr. **5** de caséine. La solution est neutre.

Rien de particulier à noter, ni pendant l'opération, ni dans le courant de la journée.

Dans la nuit, émission d'une urine brun-verdâtre, alcaline, mousseuse. Quantité : **440**cc .

L'animal ne présente pas le plus léger trouble, boit et mange dans la soirée du jour de l'opération.

ANALYSE : Rien par la chaleur, coagule par l'acide acétique et l'acide nitrique. On précipite **50**cc d'urine par l'acide acétique. Poids de l'albumine : **0** gr. **057**, soit pour la totalité de **440**cc : **0** gr. **5**. On précipite par l'alcool **25**cc d'urine en présence de l'acide acétique ; on obtient un poids de matière, eprésentant l'albumine et les cendres, égal à 0 gr. 055. En défalquant le poids des cendres, on a :

Poids de la matière albuminoïde : 0 gr. 05, soit pour 440cc : 0 gr. 871.

Mais il faut retrancher de ce poids total la quantité de néfrozymase contenue normalement dans 440cc d'urine, soit 0 gr. 308. Il reste donc, comme poids de matière albuminoïde éliminée, 0 gr. 563, quantité trop faible pour qu'il soit possible de la caractériser par le pouvoir rotatoire. Remarquons, toutefois, que cette matière albuminoïde se rapproche de la caséine par sa propriété d'être précipitée de ses solutions par l'acide acétique.

2e *Expérience.* — 26 mars 1879.

Chienne de chasse, jeune. Poids : 19 kilog.

A 10 heures et demie du matin, injection de 10 gr. de caséine dissoute dans 100cc d'eau. L'injection dure 15 minutes.

A midi et demie une selle diarrhéique avec quelques stries sanguines.

De 1 à 3 h. l'intestin fournit un écoulement continu de liquide rouge-brun, formé de sang en majeure partie. Le chien meurt dans la nuit.

Autopsie : Poumons intacts; estomac plein de sang noir, environ 150 gr. Après lavage ses tuniques présentent une coloration rouge vineux intense, larges foyers hémorrhagiques dans le voisinage du pylore. Intestin plein de sang noir; lavé, il est rouge-brun intense, parsemé de taches hémorrhagiques, très-petites et excessivement nombreuses, foie et reins énormément congestionnés. Rien du côté de l'encéphale.

TROISIÈME SÉRIE.

Soustractions de sang non suivies d'injections.

1re *Expérience*. — 27 mars.

Chienne de chasse, jeune. Poids : 13 kilog.

10 heures. On enlève 380 gr. de sang artériel en 20 minutes. Vers la fin de l'opération, la respiration est lente et profonde, et conserve pendant quelque temps ces mêmes caractères. On ne note pas d'autres troubles fonctionnels. Nous avons enlevé 32 gr 5 de sang par kilog., de l'animal, ce qui chez un homme du poids de 60 kilog., revient à une soustraction de 1841 gr. L'animal s'est très-bien rétabli le jour même et s'est maintenu depuis en bonne santé.

2e *Expérience*. — 27 mars.

Chien épagneul, très-gras (chien de luxe). Poids : 4 kil. 800

10 h. On coupe l'artère fémorale. A un moment donné le chien tombe en syncope, l'hémorrhagie s'arrête spontanément ; l'animal a perdu 170 gr. de sang. On lie l'artère et l'animal est mis en liberté, mais il est incapable de se soutenir, et paraît très-abattu.

12 heures. Le chien fait quelques pas, tombe sur le flanc et meurt.

Dans ce cas, nous avons retiré 27 gr. 1 de sang par kilog. de l'animal.

AUTOPSIE. — On trouve une anémie marquée du bulbe, rien de plus.

3e *Expérience.* — **28** mars.

Chien métis (danois et épagneul). Poids : **13** kilogs **500**, adulte.

On enlève **500** gr. de sang artériel en **20** minutes, soit un peu moins des deux tiers du sang. L'animal, mis en liberté, ne paraît pas malade, circule dans le jardin et ne présente les jours suivants aucun phénomène morbide.

4e *Expérience.* — **28** mars.

Chien griffon, vieux mais vigoureux. — Poids : **12** kilogs.

On retire en **15** minutes **446** gr. de sang artériel, soit les deux tiers du sang.

Le chien ne présente rien de spécial pendant l'opération ni les jours suivants.

5e *Expérience.* — **29** mars.

Chien griffon, jeune, maigre. Poids : **3** kilog. **500.**

On retire par l'artère fémorale **133** gr. de sang, soit environ les deux tiers du sang. Chien très-abattu à la fin de l'opération. L'animal reprend quelque temps après son état normal qui depuis s'est maintenu.

6e *Expérience.* — **31** mars.

Chien de berger, jeune, très-vigoureux. Poids : **15** kilogs.

On enlève, en **43** minutes, **792** gr. **50** de sang artériel (la quantité totale, c'est-à-dire 1/17, était de **882** gr.) Il a été nécessaire d'ouvrir successivement les deux fémorales et l'opération a été arrêtée faute de pouvoir extraire davantage de sang par ces mêmes vaisseaux, devenus pâles, sans battements. Il n'y a pas eu de syncope. La respiration, vers la fin, est devenue suspirieuse, ronflante. Mis en liberté, l'animal se tient quelques moments sur ses pattes, boit avidement et se couche la tête relevée ; dans la journée, même léger abattement, qui s'est dissipé rapidement les jours suivants.

7e *Expérience*. — 31 mars.

Chien épagneul, jeune. Poids = 14 kilogs.

On enlève en 45 minutes 831 gr. 50 de sang artériel, c'est-à-dire plus que la quantité moyenne, celle-ci calculée d'après le dix-septième du poids du corps de l'animal. Pas de syncope. L'animal, mis en liberté, ne peut se relever et reste couché comme une masse inerte. La mort survient 1 heure et demie après l'opération.

QUATRIÈME SÉRIE.

Injections de lait après soustraction préalable de sang.

1re *Expérience*. — 2 avril 1879.

Chien mouton, adulte. Poids = 9 kilogs.

Par une canule placée dans l'artère fémorale et par aspiration graduée, effectuée en une demi-heure, on enlève 120 gr. de sang.

A un moment donné de l'opération, troubles fonctionnels extrêmement graves : la respiration s'arrête, l'œil se ferme, l'animal est inerte. Presque aussitôt, on injecte par la veine fémorale 100^{cc} de lait à la température de 35° environ. Dès le début de l'injection, la respiration reprend, d'abord lente ; après l'injection de 50cc de lait, la respiration s'accélère pendant quelques moments, le chien se lèche, ouvre l'œil et semble reprendre son état normal pendant le reste de l'injection, qui a duré en tout 15 minutes. Le chien, remis en liberté, nous paraît bien portant, se couche dans sa cage, l'œil éveillé et se lèche.

Le chien va très-bien dans le courant de la journée, mange et boit vers le soir. Pas de diarrhée, pas de vomissements, *aucun symptôme pathologique.*

Dans la nuit, émission de 260cc d'urine, citrine, légèrement alcaline, donnant un léger louche par l'acide nitrique, rien par l'acide acétique. On précipite par l'alcool 100cc de cette urine.

Précipité total de 260 cc = 1,74.

Cendres du précipité total = 1,12.

Mat. albuminoïde = 0,62.

2e *Expérience.* — 4 avril 1879.

Chien mouton. Poids = 7 kilogs 500.

A 10 h. et demie, on retire, par l'artère fémorale et en dix minutes, 300 gr. de sang (le poids total du sang de l'animal étant de 441 gr). Syncope : yeux convulsés, respiration suspendue. On injecte alors 140cc de lait à la température de 38°. La respiration reprend, d'abord lente, puis précipitée et enfin normale. Les cris surviennent, faibles d'abord, aigus et forts ensuite. L'animal, mis en liberté, se tient sur ses pattes.

1 h. et demie. Abattement considérable. Une selle diarrhéique.

3 h. Vomissements glaireux.

3 h. 20 m. Vomissements glaireux et sanguinolents.

4 h. 10 m. Nouveaux vomissements.

4 h. 20 m. Diarrhée abondante et sanglante. L'animal refuse toute nourriture et meurt dans la nuit.

Autopsie. — Les poumons et le cœur ne présentent rien d'anormal. L'estomac et les intestins dans toute leur longueur sont remplis de mucosités sanglantes. La muqueuse est parsemée d'un très-grand nombre de petits foyers hémorrhagiques. Foie et reins très-pâles. Encéphale intact. Vessie vide.

3e Expérience. — 7 mai.

Chien loup. Poids = 7 kilog. 500.

A 10 heures du matin, on provoque une hémorrhagie artérielle qui amène la syncope au moment où l'on a retiré 335 gr. de sang, la quantité totale d'après 1/17e étant 441 gr. On injecte alors aussitôt par la veine fémorale 85cc de lait à la température de 38°. L'animal meurt pendant qu'on fait l'injection. La respiration artificielle est impuissante à le ranimer.

4e Expérience. — 13 mai.

Chien de chasse, jeune. Poids = 11 kilog. Quantité présumée de sang, 647 gr.

9 heures. — On retire en 17 minutes 404 gr. de sang artériel. La soustraction est arrêtée quand la respiration ne se fait plus que par spasmes prolongés ; l'œil est atone. On injecte aussitôt par la veine fémorale correspondante 90cc de lait à la température de 37°. L'injection dure 10 minutes. On remarque le retour progressif du rhythme normal de la respiration. L'animal mis en liberté ne présente aucun trouble, ni immédiatement ni ultérieurement. Dans la soirée, le chien mange et boit et circule avec les apparences d'une santé parfaite qui ne s'est d'ailleurs pas démentie les jours suivants.

5e *Expérience.* — 15 mai.

Chienne de berger, bâtarde. Poids = 12 kilog. 500. Quantité présumée de sang, 735 gr.

10 heures. — On extrait en 30 minutes 500 gr. de sang artériel ; tout indique que l'hémorrhagie touche aux limites compatibles avec la vie, cependant pas de syncope. On injecte aussitôt 90^{cc} de lait à la température de 35°. L'injection dure 10 minutes. Mise en liberté, la chienne paraît rétablie et circule dans le jardin. Dans la journée, la chienne vomit plusieurs fois et meurt à 6 heures.

Autopsie. — Rien de particulier dans l'appareil digestif et ses annexes. Reins extrêmement pâles. Le sang des gros vaisseaux présente une faible quantité de globules gras. Dans les vaisseaux cardiaques, leur quantité est relativement considérable, et il en est de même dans quelques îlots pulmonaires affectant l'apparence de taches blanchâtres. Il n'y a nulle part d'hémorrhagies interstitielles.

6e *Expérience.* — 19 mai.

Chien terrier, très-vif. Poids = 4 kilog. 100. Quantité présumée de sang, 241 gr.

A 10 heures, on retire successivement par les deux fémorales 157 gr. 50 de sang, et on injecte par la veine d'un des côtés 30^{cc} de lait à la température de 40°. On ne note aucun trouble ; dans l'après-midi, le chien mange, boit et circule.

7e *Expérience.* — 26 mai.

Chienne bull-dogg, très-vigoureuse. Poids = 12 kilog. 200.

10 heures. — On enlève en 25 minutes 477 gr. 50 de sang artériel. Abattement vers la fin de l'opération. On injecte alors en 6 minutes 90^{cc} de lait à la température de 40°. La chienne, remise

en liberté, court dans le laboratoire et paraît aller très-bien. Elle mange dans la soirée et se maintient dans le même état de santé les jours suivants.

8ᵉ *Expérience*. — 5 juin.

Chien bull-dogg. Poids = 10 kilog.

10 heures. — On enlève en 17 minutes 372 gr. de sang artériel. L'animal est très-abattu à la fin de cette soustraction et menace de tomber en syncope. On injecte alors en 10 minutes 90ᶜᶜ de lait à la température de 40°. L'animal est mis en cage ; il va bien.

4 heures. — Vomissements, diarrhée.

5 h. 30. — Boit et mange un peu.

L'animal urine pendant la nuit ; Q = 370ᶜᶜ. Couleur normale. Réaction acide. Par l'alcool, donne un précipité peu abondant, celui que l'on obtient dans les conditions normales. L'urine ne coagule ni par la chaleur, ni par l'acide nitrique, ni par l'acide acétique. L'état général est et demeure satisfaisant.

9ᵉ *Expérience*. — 13 juin.

Chienne mouton, adulte. Poids = 6 kilog. 800. Quantité présumée de sang, 400 gr.

4 heures. — Soustraction en 9 minutes de 204 gr. de sang artériel, suivie aussitôt de l'injection de 100ᶜᶜ de lait à la température de 37°. Aucun trouble fonctionnel.

Urine seulement dans la nuit du 14 au 15. Rien par la chaleur, rien par l'acide nitrique.

10ᵉ *Expérience*. — 16 juin.

Chien de chasse, âgé d'un an environ. Poids = 21 kilog. Quantité présumée de sang, 1235 gr.

3 heures. — On enlève par l'artère fémorale , et sous forme de jet continu , 1100 gr. de sang en 30 minutes. La respiration devenant haletante, suspirieuse, on arrête le jet artériel , et dans le temps nécessaire pour charger de lait la seringue , l'animal tombe en syncope. On injecte alors aussitôt 125^{cc} de lait à la température de 32°. Deux ou trois mouvements respiratoires apparaissent, puis plus rien ; l'animal est mort, et la respiration artificielle demeure impuissante à le ranimer.

11e Expérience. — 16 juin.

Chien griffon , tout jeune. Poids $= 7$ kilog. 200. Quantité présumée de sang , 423 gr.

4 h. 30. — On extrait en 15 minutes 390 gr. de sang artériel. On arrête la soustraction quand la respiration est presque nulle, l'animal réduit à l'état de masse inerte. On injecte alors immédiatement, en 8 minutes , 100^{cc} de lait à la température de 39°. Les mouvements respiratoires reparaissent d'abord lents, puis plus accélérés, enfin normaux. L'animal , remis en liberté , paraît être dans un état normal qui ne s'est pas démenti les jours suivants.

Les quatre tableaux suivants résument les points essentiels de toutes nos expériences :

I. — Injections de lait sans soustraction préalable de sang (*Recherche de l'albumine dans les urines*).

N° d'ordre.	Espèce. Age. Poids.	Quantité de lait injectée.	OBSERVATIONS.		AUTOPSIE.
			Modifications fonctionnelles.	Analyse des urines.	
1	Chien mouton, jeune P = 9 k.	25cc à 35° en 10 minutes.	Nulles.	Pas d'albumine.	»
2	Chien de berger, adulte. P = 18 k.	90cc à 35° en 20 minutes.	Vomissemᵗˢ abondants dans la journée. Vomit encore pendant la nuit. Rétablissement complet.	Pas d'albumine.	»
3	Chien mouton. P = 9 k. 300.	80cc à 35° en 30 minutes.	Quelques vomissements.	Pas d'albumine.	»
4	Chien épagneul. P = 19 k.	200cc à 32°5 en 35 minutes.	Vomissements. Diarrhée dans la journée. Mort 3 jours après.	»	Dans l'intestin, masse de noyaux hémorrhagiques ; congestion du foie, des reins et des méninges.

II. — Injections de caséine en combinaison sodique.

N° d'ordre.	Espèce. Age. Poids.	Quantité de caséine injectée.	OBSERVATIONS.		AUTOPSIE.
			Modifications fonctionnelles.	Analyse des urines.	
1	Chien de chasse. P = 11 k. 500.	85cc d'une solut. contenant 5 gr. 5.	Nulles.	Quant. d'alb. élim. = 0,563 ; se rapprochant, par ses caractères, de la caséine.	»
2	Chien de chasse, jeune. P = 19 k.	100cc d'une solut. contenant 10 gr.	Selles diarrhéiques et sanglantes. — Mort.	»	Larges foyers hémorrhagiques dans l'estomac et l'intestin.

III. — Soustractions de sang non suivies d'injections.

No d'ordre.	ESPÈCE. — AGE. — POIDS.	QUANTITÉ PRÉSUMÉE DE SANG : 1/17ᵉ du poids de l'animal.	QUANTITÉ SOUSTRAITE.	MODIFICATIONS FONCTIONNELLES.
1	Chienne de chasse, jeune. P = 13 k.	764 gr.	380 gr. en 20 minutes.	Nulles.
2	Chien épagneul. P = 4 k. 800.	282 gr.	170 gr.	Abattement considérable ; Mort 2 heures après.
3	Chien métis, adulte. P = 13 k. 500.	794 gr.	500 gr.	Nulles.
4	Chien griffon, vieux. P = 12 k.	705 gr.	446 gr.	Nulles.
5	Chien griffon, jeune. P = 3 k. 500.	205 gr.	133 gr.	Abattement considérable à la fin de l'opération. Rétablissement consécutif.
6	Chien de berger, jeune. P = 15 k.	882 gr.	792 gr. 50	Nulles.
7	Chien épagneul, jeune. P = 14 k.	823 gr.	831 gr. 50	Pas de syncope ; abattement considérable. Mort une heure après.

IV. — Injections de lait après soustraction préalable de sang.

Nos d'ordre	Espèce. Age. Poids.	Quantité totale de sang.	Quantité soustraite.	Quantité de lait injectée.	OBSERVATIONS.		AUTOPSIE.
					Troubles fonctionnels.	Analyse des urines.	
1	Chien mouton, adulte. P = 9 k.	529 gr.	120 gr. en 30 min.	100cc à T = 35° en 15 minutes.	Syncope après soustraction. Retour progressif à l'état normal après injection.	Traces d'albumine.	"
2	Chien mouton. P = 7 k. 500	441 gr.	300 gr. en 10 min.	140cc à T = 38°.	Syncope. Rétabliss. momentané après inject. Vomissem. Diarrhée sanglante. Mort dans la nuit.	"	Nombreux foyers hémorrhagiques dans la muqueuse intestinale.
3	Chien loup. P = 7 k. 500	441 gr.	335 gr.	85cc à T = 38°.	Mort pendant l'injection.	"	"
4	Chien de chasse, jeune. P = 11 k.	647 gr.	404 gr. en 17 min.	90cc à T = 37° en 10 minutes.	Troubles fonctionnels à la fin de l'extraction, dissipés avec l'inject. Rétablissement complet.	"	.
5	Chienne de berger bâtarde. P = 12 k 500	785 gr.	500 gr. en 30 min.	90cc à T = 35° en 10 minutes.	Troubles fonctionnels à la fin de l'extraction. Rétablissement avec l'injection. Vomissements consecutifs et mort dans la soirée.	"	Rien de particulier.
6	Chien terrier. P = 4 k. 100	241 gr.	157 gr. 50	30cc à T = 40°.	Nuls.	"	"
7	Chienne bull-dogg P = 12 k. 200	717 gr. 6	477 gr. 50 en 25 min.	90cc à T = 40° en 6 minutes.	Abattement à la fin de l'extract. Rétablissement complet et permanent après l'injection.	"	"
8	Chien bull-dogg. P = 10 k.	588 gr.	372 gr.	90cc à T = 40° en 10 minutes.	Menaces de syncope à la fin de l'extraction. Rétabliss. momentané aussitôt après l'inject. Vomiss. et diarrhee dans la journée. Rétablis. complet et perman. le jour suivant	"	"
9	Chienne mouton, adulte. P = 6 k. 800	400 gr.	204 gr. en 9 min.	100cc à T = 37°.	Nuls.	Pas d'albumine.	"
10	Chien de chasse, jeune. P = 21 k.	1235 gr.	1100 gr. en 30 min.	125cc à T = 32°.	Troubles fonctionn. très-graves. Pas de syncope. Mort pendant l'injection.	"	"
11	Chien griffon, tout jeune. P = 7 k. 200	423 gr.	390 gr. en 15 min.	100cc à T = 39° en 8 minutes.	Troubles fonctionnels graves à la fin de l'extraction. Rétablissement pendant l'injection; s'est maintenu ultérieurement.	"	"

CONCLUSIONS.

α. — De la 1re série :

On peut injecter dans le sang veineux du chien des quantités équivalentes à 2^{cc}77, 5^{cc} et même 8^{cc}6 de lait par kilogramme du poids total, sans produire autre chose que des troubles fonctionnels incapables d'amener la mort. Dans aucun de ces cas, *il n'y a d'albuminurie.* Quand on dépasse notablement cette dernière limite, la mort est la conséquence plus ou moins immédiate de l'opération.

β. — De la 2e série :

On peut introduire dans le sang veineux des quantités de caséine en combinaison sodique, correspondant à 0 gr. 5 par kilogramme du poids total de l'animal, sans amener aucun trouble fonctionnel. La quantité d'*albumine* éliminée par les urines est *extrémement faible.* — Quand on dépasse un tant soit peu cette proportion (exemple : 0 gr. 526 par kilogramme), la mort survient à bref délai. Il est à remarquer que, le lait de vache contenant en moyenne 3 gr. 4 de caséine par 100^{cc}(1), les troubles fonctionnels ne doivent pas être attribués à cette substance quand on ne porte pas une injection de lait au-delà de 8^{cc},6 par kilog. de l'animal.

γ. — De la 3e série :

On peut enlever à des chiens des quantités de sang artériel variant depuis 29 gr. jusqu'aux environs de 40 gr. par kilog. du

---

(1) Analyse de Boussingault et Le Bel.

poids total du corps , sans amener de troubles fonctionnels appréciables. Un seul cas exceptionnel s'est présenté. Au-dessus de ces
limites, la mort est généralement la conséquence de la soustraction
du sang. Néanmoins , il paraît important de tenir compte de l'es-
pèce et de l'âge de l'animal en expérience ; un chien de berger
ayant survécu , sans présenter de symptômes pathologiques , à
l'énorme soustraction de 52 gr. par kilog. de son poids. La résis-
tance à l'hémorrhagie est également moins considérable chez les
jeunes animaux.

δ. — De la 4ᵉ série :

Nos injections de lait , à la dose moyenne de 90ᶜᶜ et à la température moyenne de 35°, ont été faites, en 10 minutes environ , sur
des chiens qu'une soustraction préalable de sang avait placés dans
des conditions différentes. Nous les classons en trois catégories.

Dans la première catégorie, la transfusion lactée a été faite alors
que les chiens ne présentaient , après une soustraction de 30 gr.,
38 gr. 2 et 54 gr. de sang par kilog., aucun trouble appréciable.

Dans la deuxième catégorie , les animaux ayant perdu 36 gr. 7 ,
37 gr. 2 , 39 gr., 40 gr., 44 gr. 6 , 52 gr. 7 de sang par kilog. de
leur poids , ont présenté des troubles fonctionnels assez accentués
pour qu'il fût permis d'y voir une indication à la transfusion. Les
trois premiers nous semblent avoir repris plus rapidement leur état
normal sous l'influence de l'injection du lait ; parmi les trois der-
niers , l'un a présenté une amélioration momentanée, mais de
courte durée, qu'on n'a pas observée chez les deux autres ; tous
sont morts rapidement.

Dans la troisième catégorie , nous plaçons deux animaux tombés
en syncope après soustraction de 13 gr. 3 de sang par kilog. chez

le premier, de 40 gr. par kilog. chez le second. Tous deux se sont rétablis rapidement sous l'influence de l'injection. Remarquons que, dans ces deux cas, la quantité de sang enlevé n'est pas incompatible avec le maintien de l'existence.

D'où il est permis de conclure que la transfusion du lait peut bien ranimer les animaux extemporanément, mais si l'hémorrhagie a atteint les limites reconnues incompatibles avec la vie, l'injection lactée est, dans tous les càs, impuissante à sauver l'animal.

En résumé, la transfusion du lait, maintenue dans certaines limites relativement très-étendues, est inoffensive chez le chien, mais de trop faible valeur thérapeutique pour que son emploi soit généralisé et substitué à la transfusion du sang.

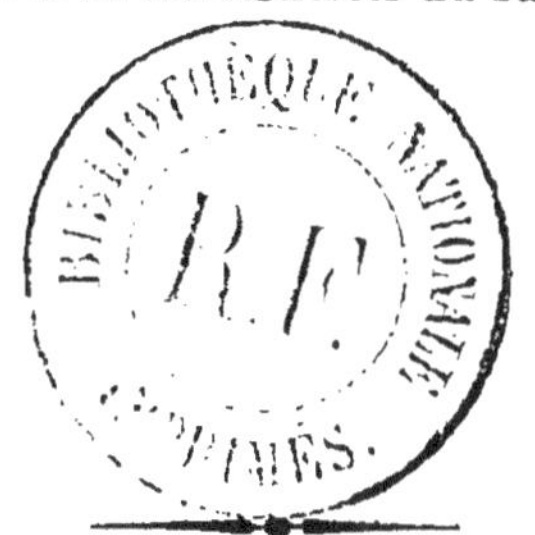